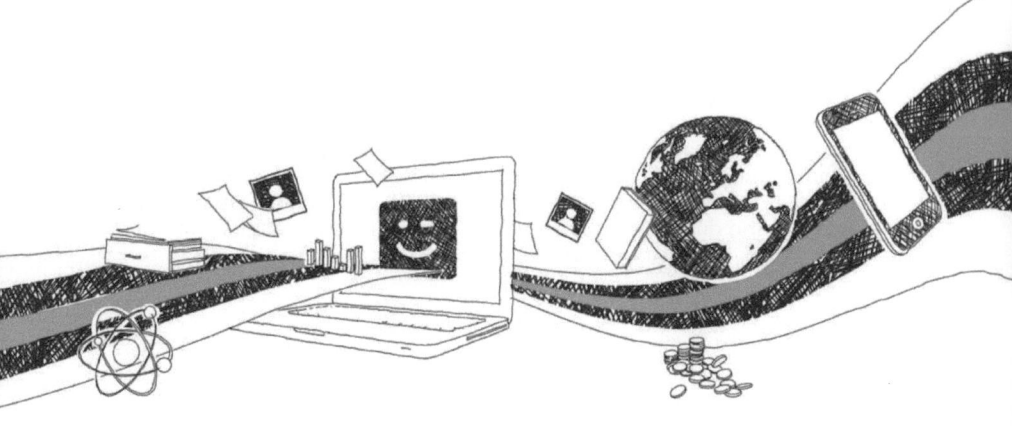
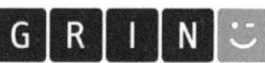

Bibliografische Information der Deutschen Nationalbibliothek:

Die Deutsche Bibliothek verzeichnet diese Publikation in der Deutschen National-
bibliografie; detaillierte bibliografische Daten sind im Internet über http://dnb.d-
nb.de/ abrufbar.

Impressum:

Copyright © 2017 GRIN Verlag
Druck und Bindung: Books on Demand GmbH, Norderstedt Germany
ISBN: 9783668616424

Dieses Buch bei GRIN:

https://www.grin.com/document/386091

Stefanie Koehler

Integrative Gesundheitsversorgung. Die Aromatherapie als Complementäre Alternative Maßnahme (CAM) in der Konduktiven Förderung

GRIN Verlag

GRIN - Your knowledge has value

Der GRIN Verlag publiziert seit 1998 wissenschaftliche Arbeiten von Studenten, Hochschullehrern und anderen Akademikern als eBook und gedrucktes Buch. Die Verlagswebsite www.grin.com ist die ideale Plattform zur Veröffentlichung von Hausarbeiten, Abschlussarbeiten, wissenschaftlichen Aufsätzen, Dissertationen und Fachbüchern.

Besuchen Sie uns im Internet:

http://www.grin.com/

http://www.facebook.com/grincom

http://www.twitter.com/grin_com

Integrative Gesundheitsversorgung

Die Aromatherapie als
Complementäre Alternative Maßnahme (CAM)
in der Konduktiven Förderung

Stefanie Koehler

Mainz, 2017

Inhaltsverzeichnis

Einleitung

Integrative Gesundheitsversorgung ist mit dem Begriff der Gesundheitsfürsorge verwandt. Sie umfasst Maßnahmen und Aktivitäten, mit denen die Stärkung der Gesundheitsressourcen und -potenziale der Menschen erreicht werden soll. Sie beschreibt den Prozess der Befähigung von Menschen, ihre Kontrolle über Determinanten der Gesundheit zu erhöhen und somit deren Gesundheit zu stärken. Dabei werden nicht nur das Verhalten des Einzelnen, seine Kenntnisse und Fertigkeiten fokussiert, sondern auch soziale, ökonomische und Umweltbedingungen. Gesundheit wird in einer ganzheitlichen Sichtweise als körperliches, psychisches und soziales Wohlbefinden definiert, das durch individuelle, soziale und gesellschaftliche Hintergründe beeinflusst ist. Gesundheit ist also weniger ein Zustand oder Ziel, als vielmehr eine Ressource des täglichen Lebens. Sie ist laut der Bangkok-Charta der WHO aus dem Jahre 2005 der Weg zu einer höheren Lebensqualität.[1] Integrativ bedeutet die sinnvolle Integration unterschiedlicher Behandlungsformen im therapeutischen Setting unter Betonung eines interdisziplinären, allseitigen Blicks auf den Patienten, einer wissenschaftlichen Fundierung und einer interprofessionellen Arbeitsweise: „Integrative Medizin (IM) ist die Praxis der Medizin, die die Bedeutung der Beziehung zwischen Arzt und Patienten betont, sich auf die ganze Person fokussiert, sich auf Evidenz stützt und alle relevanten therapeutischen Möglichkeiten, Gesundheitsberufe und –disziplinen nutzt, um optimale Gesundheit und Heilung zu erreichen." [2]

Durch die demographische Entwicklung erleben wir eine Zunahme von Menschen mit chronischen Erkrankungen, bei gleichzeitig immer weniger Einzahlern in das Sozialleistungssystem. Chronisch erkrankte Menschen leiden nicht nur an ihrer Primärerkrankung sondern auch deren Begleiterscheinungen, wie Co- und Multimorbiditäten. Ein wachsender Mangel an Fachkräften im Dienstleistungssektor, sowie die Intransparenz der Versorgungsstrukturen, erschweren den Zugang zu optimierter Versorgungsqualität. Veränderte soziale Bedingungen, wie der Wegfall des Generationenvertrages und die Zunahme von Singlehaushalten, bedeuten einen wachsenden Bedarf an Begleitprozessen um das Thema Gesundheit in Bezug auf Selbst- und Alltagskompetenz. Erwartungshaltung und Druck entstehen für den chronisch erkrankten Menschen durch politische und soziale Rahmenbedingungen, durch einen Paradigmenwechsel der Medizin, in dem Gesundheit

---

[1] Bundeszentrale für gesundheitliche Aufklärung (Hrsg.) Leitbegriffe der Gesundheitsförderung und Prävention. Neuausgabe. Verlag für Gesundheitsförderung, Werbach-Gamburg 2011

[2] Consortium of Academic Health Centers for Integrative Medicine 2004, www.imconsortium.org, übersetzt von E. G. Hahn.

3

nicht mehr als Abwesenheit von Krankheit definiert wird. In diesem komplexen System gesellschaftlicher Bedingungen eine Therapietreue durch Motivation (Compliance) und Einhaltung des Behandlungsvertrages zwischen Therapeut und Patient (Adhärenz) zu erreichen, ist Ziel der zukünftigen Versorgung und Qualität der Gesundheitslandschaft. Hierbei gewinnt die personalisierte Versorgung neben der integrativen Versorgung an Bedeutung. Sie ergänzt die Integrative Gesundheitsförderung explizit im Sinne einer humanistischen Bedeutung. Damit soll der Tatsache Rechnung getragen werden, dass Menschen als Personen nicht nur durch molekularbiologische Varianten, sondern umfassender als Individuen im Gesamtzusammenhang ihrer biologischen, psychologischen, geistigen, sozialen, ökonomischen, kulturellen und spirituellen Dimensionen verstanden werden können .[3]

In diesem Sinn wird die Berücksichtigung des Persönlichen und Individuellen als ein Kernelement einer modernen patientenzentrierten Gesundheitsversorgung verstanden um dem betroffenen Menschen Halt und Orientierung zu gemeinsam definierten Gesundheitszielen zu geben. Zukunftsorientierte Versorgungsmodelle sollten in ihrer Methodik integrativ und personalisiert sein um Menschen lebensbegleitend entsprechend ihrer individuellen Ressourcen so im Gesundheitsverhalten zu coachen, das Teilhabe und Lebensqualität einander hergehen.

Die Konduktive Förderung ist eine ungarische Methode zur Behandlung von Menschen mit chronischen Erkrankungen des zentralen Nervensystems, sowie genetischen, infektiösen oder traumatischen Hirnschädigungen. Ihr Behandlungsansatz ist ganzheitlich, personenzentriert und integrativ. Sie ist aus diesem Grund ein Beispiel für das Gelingen einer integrativen Gesundheitsförderung des Menschen. In ihr ganzheitliches, therapeutisches Setting integriert die Konduktive Förderung Aromatherapie mit Auszügen der Heilpflanze Salbei.

---

[3] Dörner G., Hüllemann K.D., Tembrock G., Wessel K.F., Zänker K.S. (Hrsg.) Menschenbilder in der Medizin, Medizin in den Menschenbildern. Berliner Studien zur Wissenschaftsphilosophie & Humanontogenetik, Band 16, Kleine Verlag, Bielefeld, 1999

Konduktive Förderung

Entwickler der Konduktiven Förderung ist der ungarische Arzt András Petö. 1893 geboren, litt er unter der aussichtslosen Lage seines an Parkinson erkrankten und gehunfähigen Vaters. Eine chronische Erkrankung dieser Form bedeutete den Verlust der Qualifikation für den Arbeitsmarkt, Einschränkungen im Bereich der Teilhabe am sozialen Leben sowie der zunehmende Verlust der Selbst-und Alltagskompetenz durch fehlende therapeutische Methoden[4].

Petö studierte in Wien Humanmedizin. Er begegnete Freud und Moreno, schloss sich der Lehre ihrer psychologischen Schulen an. Petö erkannte den Zusammenhang von Psyche und Physis als gegenseitige Bedingung des Heilerfolges. Hierdurch legte er den Grundstein seines Konzeptes des ganzheitlichen Behandlungsansatzes, in dem Erkenntnisse verschiedener Fachbereiche zu einer Therapie zusammengeführt werden. Die Wichtigkeit der Gruppensitzung und des Spieles als verhaltenstherapeutische Maßnahmen, wurde ihm in Wien ebenfalls bewusst und sollten spätere Therapieschemata beeinflussen. Petös Wiener Jahre spiegeln die Interessen eines vielseitig und ganzheitlich interessierten Menschen wieder[5]. Durch seine ärztliche Tätigkeit in einer Lungenheilanstalt für TBC Patienten, entwickelte er am Bedarf der Menschen orientiert, seinen bewegungstherapeutischen Ansatz. In der darauffolgenden leitenden Funktion an einer Wiener Nervenheilanstalt erarbeitete Petö ein Konzept, welches unterschiedliche interventionelle therapeutische Maßnahmen in einem Heilkonzept vereinen sollte. Petös interdisziplinäre Ausbildung in den Gebieten der Orthopädie, Neurologie, Rehabilitation und Psychiatrie, dokumentieren seine Motivation des ganzheitlichen und personenzentrierten Behandlungsansatzes. In seinen folgenden Veröffentlichungen als Chefredakteur des Verlages Wiedemann für Medizin, ist dieses Grundprinzip der späteren Konduktiven Förderung (lat. conducere = zusammenführen) erkennbar. Durch Gründung einer bewegungstherapeutischen Versuchsanstalt in Budapest und ihren neurologischen Zuweisern entwarf Petö strukturierte Programme und organisierte Leben und Arbeit seiner Patienten in der Gruppe. Der Erfolg gab ihm Recht. Bereits nach zwei Jahren konnten Kinder aus dem Institut an Regelschulen entsandt werden, die zuvor als nicht eingliederbar galten. Petö wurde daraufhin zum 1. September 1945 zum Direktor des neugeschaffenen Staatsinstitutes für Bewegungstherapie ernannt. Da Petö das Förderziel seiner Therapie in der Teilhabe seiner Patienten am Lebens-und Bildungsalltag sah und einen Ausbildungs-

---

4   Hári, M.et al. (1992), S. 9ff: Das Petö-System. Prinzipien und Praxis der Konduktiven Erziehung. Budapest.
5   Fink, A. (1998), S.31: Praxis der Konduktiven Förderung nach Petö. Ernst Reinhardt Verlag.

zweig in diesem neuen Behandlungsfeld etablieren wollte, erreichte er eine fachliche Übernahme der Einrichtung durch das Bildungsministerium.

Er gründete daraufhin das Berufsbild des Konduktors, welches bis heute an der András Pető Fakultät der Semmelweis Universität Budapest gelehrt wird. Im angegliederten Institut werden stationär bis zu 530 Menschen und ambulant bis zu 1400 Menschen behandelt. Die Hochschule bildet pro Jahr etwa 300 Konduktoren aus. Sie hält einen nationalen und internationalen Studiengang vor. Hochschule und Institut genießen weltweites Ansehen.

Methodik des integrativen konduktiven Förderkonzeptes

Konduktive Förderung ist eine zielorientierte Therapie. Sie versucht den Patienten weitestgehend sprachlich, motorisch, kognitiv und sozial zu befähigen. Konduktive Förderung möchte durch ihre therapeutische Maßnahme und den verbundenen pädagogisch/psychologischen Begleitprozessen den Patienten zu Selbsttätigkeit und Empowerment (aktiv handelnde Kompetenzen zur Wahrnehmung ihrer eigenen gesundheitsbezogenen Interessen), im Sinne seiner Lebensqualität führen. Sie findet grundsätzlich in der Gruppe statt und ist durch den ganzheitlichen Ansatz der Gegenentwurf zu einer Vielzahl an therapeutischen Maßnahmen und unabhängig voneinander agierender Therapeuten. Durch die Konduktive Förderung werden interdisziplinär gewonnene therapeutische Erkenntnisse und Handlungsmaßnahmen zusammengeführt. Die Orientierung an pädagogischen und psychologischen Pfaden, begleitet den Patienten im Rahmen eines personalisierten Coaching-Programmes. Der Konduktor übernimmt hierbei die Aufgabe an den biologischen Vorausgaben und an der Persönlichkeitsentwicklung des einzelnen Patienten differenziert zu arbeiten. Konduktive Förderung orientiert sich an den Potentialen des Menschen, nicht an seinen Defiziten. Die Fähigkeit zur transdisziplinären Arbeit ermöglicht das personalisierte therapeutische Konzept. Konduktoren arbeiten integrativ mit den Mitteln der Physio- / Beschäftigungstherapeuten sowie der Logo- und Motopädie. Das Zugrundelegen der Gruppenpädagogik ermöglicht eine Förderung der geistigen und sozialen Vernetzung durch Imitationslernen, Verstärkung der intrinsischen Motivation, sowie Erhöhung der Frustrationstoleranz. Psychologisch und kulturell erreicht der Konduktor den Menschen durch das dialogische Prinzip Bubers „Der Mensch wird am Du zum Ich".[6] Es zeigt die Bedeutsamkeit gegenseitiger Lernprozesse in der Konduktiven Förderung, durch welche Selbstwert, Identität und Ausdruck gefördert werden.

---

[6] Buber, M. (1965): Das Dialogische Prinzip. Heidelberg.

Die Heterogenität der Lerngruppe spielt hierbei eine wichtige Rolle, da Menschen mit unterschiedlichen Voraussetzungen voneinander profitieren. Die Reflextheorie Pawlows unterstützt den Förderansatz indem der Spracherwerb in engem Verbund mit dem motorischen Lernen steht. Grundsätzlich geht der Behandlungsansatz von der Lernfähigkeit des Gehirnes aus, welches in der Lage ist jenseits der Läsion neue Wege zu finden.[7] Diese neuen Wege werden nach dem Prinzip des Wiederholungslernens durch wiederkehrende Rhythmen und Schemata ausgebaut (rhythmisches Intendieren).

Vorbereitend und begleitend zu dieser integrativen Versorgung arbeiten KonduktorInnen mit der Complementären Alternativen Methode (CAM) der Aromatherapie durch Salbei. Die Konduktive Förderung bedient sich dieser CAM in Form von therapiebegleitenden Bädern und Massagen.

Prinzip der CAM mit Salbei in der Konduktiven Förderung

Bäder und Massagen wirken auf psycho-emotionale Haltung und auf neuromuskulärer Ebene durch ihre molekularbiologogische Wirksamkeit. Die Aromatherapie als CAM lindert Symptome von Schmerz und Stress der Erkrankung und erschließt hierdurch ruhende Potentiale des Geistes und des Körpers. Durch dieses therapeutische Setting erklärt sich das Prinzip der Konduktive Förderung. Sie versteht eine Behinderung nicht als Defekt, sondern als Lernhindernis. Sie versucht durch Stimulation verschiedener Wahrnehmungsbereiche, die individuellen Fähigkeiten und Fertigkeiten des chronisch kranken Menschen zu erschließen und weiter zu entwickeln. Sie bietet damit einen neuen ganzheitlichen Ansatz, weg von der Symptom oder-Defizitorientierung und hin zum Erkennen und Fördern bestehender Potentiale. Hierfür hat András Petö ein integratives Behandlungsmodell entwickelt, welches pädagogisch, psychologisch und therapeutisch arbeitet. In der Konduktiven Förderung wird über ganzheitliche Ansprache Begegnungsneugier ausgelöst. Begegnungsneugier ist Voraussetzung des Lernens und Motor der Persönlichkeitsentwicklung. Durch Begegnungsneugierde setzt sich der Mensch sozial, emotional und kognitiv mit seiner Umwelt in Dialog. Sie ist wichtig für die Haltung und Einstellung des Menschen in Bezug auf seine Krankheit und Gesundheit. Damit ist sie wichtiger Aspekt des Gesundheitsverhaltens und somit bedeutsam für die Therapietreue und damit den Erfolg der Konduktiven Förderung. Salbei Bäder und Massagen fördern durch ihre therapeutische

---

[7] Spitzner, M. (2008) S. 46: Selbstbestimmen. Gehirnforschung und die Frage Was sollen wir tun? Spektrum Akademischer Verlag. Heidelberg.

Wirkung die Begegnungsneugier des Patienten indem sie schmerzlindernd, entkrampfend und aufhellend wirken. Dadurch baut der Betroffene psychischen und physischen Stress ab. Er ist durch die CAM optimal auf die folgende Therapie eingestellt.[8]

Relevanz einer integrativen Versorgungsstruktur – Demographische Daten

Die aktuelle demographische Entwicklung beschreibt eine Zunahme chronischer Erkrankungen. Bevölkerungsforscher gehen davon aus, dass die Zahl der 70-jährigen von 606 Millionen im Jahr 2002, auf 2 Milliarden bis zum Jahr 2050 ansteigen wird. Die Zahl der 60-jährigen und Älteren, wird bis 2030 voraussichtlich um rund ein Drittel von 21,2 Millionen (2009) auf 28,5 Millionen Einwohner ansteigen. Die Zahl der über 80-Jährigen könnte sich sogar um über 55% von 4,1 Millionen auf 6,4 Millionen Menschen erhöhen. Damit steigt insgesamt der Anteil der Personen über 60 Jahren an der Gesamtbevölkerung von heute 25,9% auf 36,8%. Die Lebenserwartung der westlichen Hemisphäre verlängert sich statistisch jedes Jahr für jeden Menschen um bis zu 3 Monate. Bereits heute sind 80% der Patienten an Kliniken chronisch Erkrankte. Diese Patientengruppe wird entsprechend der Entwicklung der Bevölkerungszahlen weiter zunehmen[9]. Daher vervierfachen sich innerhalb der nächsten 20 Jahre die therapeutischen Aufwendungen für Patienten mit neuro-degenerativen Erkrankungen. Die Zahl der Menschen mit pflegerischem Bedarf verfünffacht sich.[10] Schon heute schätzen Experten die Zahl der Demenzkranken in Deutschland auf über 1000.000.Von hoher Bedeutung ist im Alter auch das einander Hergehen unterschiedlicher Erkrankungen, sogenannter Multimorbiditäten. Dies hat zur Folge, dass sich bestimmte Symptome unter Umständen gar nicht eindeutig einer bestimmten Erkrankung zuordnen lassen. Weltweit entfallen 50-80% der Gesundheitskosten auf die Therapie chronischer Erkrankungen.[11] Außerdem leben in Deutschland 10 Millionen behinderte Menschen. Hiervon 7,6 Millionen als schwerbehindert. Dies bedeutet in den letzten 2 Jahren einen Anstieg von 0,9%. Menschen mit angeborener Behinderung stellen 4% der Betroffenen dar. 86% haben ihre Behinderung durch

---

[8]   Huang L., Capdevila L. Aromatherapy Improves Work Performance Through Balancing the Autonomic Nervous System; J. Altern Complement Med 2017;23(3):214-221.

[9]   Statistisches Bundesamt. Neue Bevölkerungsvorausberechnung für Deutschland bis 2060. Pressemitteilung vom 28.04.2015 – 153/15.

[10] Harms F., et al. (2009) Informationsbedürfnis von Krebspatienten. MVF. 2009;4:32-36.

[11] Singh D. (2008) „ Wie lassen sich Disease-Management-Programme unter Einbeziehung sämtlicher Versorgungsumgebungen und- Dienstleister beeinflussen?" ; Gesundheitssysteme und Politikanalyse. Kopenhagen.

Krankheit erworben. 2% leiden an einer Behinderung durch Unfall oder Berufs-krankheit.[12] Als behindert gelten nach §3 des Bundesbehindertengleichstellungs-gesetztes Menschen, die länger als 6 Monate körperliche, geistige oder Sinnesbe-einträchtigungen haben, welche sie in Wechselwirkung mit einstellungs- und um-weltbedingten Barrieren an der gleichberechtigten sozialen Teilhabe hindern kön-nen. Durch diese Definition wird der Zusammenhang zwischen Behinderung, chronischer Erkrankung und Demographie deutlich.

Vor diese Herausforderungen gestellt, wird der Paradigmenwechsel in der Patien-tenversorgung deutlich. Eine älter werdende Gesellschaft mit immer weniger Ein-zahlern in das Sozialleitungssystem, verlangt nach begleitenden therapeutischen Optionen, die dem Ausbau und Erhalt der Selbst-und Alltagskompetenz des Pati-enten dienen. Chronisch kranke und behinderte Menschen, die auf Grund der me-dizinischen Versorgungsleistung ihr Alter erleben, benötigen des Weiteren Maß-nahmen zum Erhalt der Lebensqualität sowie der selbst und- Alltagskompetenz. Daher ist die Berücksichtigung psycho-sozialer Faktoren durch personalisierte Abläufe in der Versorgung wichtig. CAM's wie die Aromatherapie mit Salbei, leisten einen Beitrag zur physio-emotionalen Entspannung und dem social-well-beeing, welche wichtig für die Potentialentfaltung des chronisch Kranken oder behinderten Menschen sind. Maßgeblich wirkt Aromatherapie als CAM belasten-den Faktoren entgegen, den sogenannten Stressoren.[13] Somit stellen sich das An-forderungsprofil und die Notwendigkeit zur integrativen Versorgung in der zu-künftigen Versorgungsstruktur der Gesundheitslandschaft dar: Chronische Er-krankungen mit ihren komplexen Auswirkungen auf den Menschen erfordern komplexe Therapien.

---

[12] Statistisches Bundesamt. 7,6 Millionen schwerbehinderte Menschen leben in Deutschland. Pressemitteilung vom 24.10.2016 – 381/16.

[13] Yang H.J., Kim K.Y., et al. Effects of Salvia Sclarea on chronic immobilization stress induced endothetical dysfunction in rats; BMC Complement Altern Med. 2014;14:396.

Behandlungsspektrum der Konduktiven Förderung (KF)

Die KF ist indiziert bei folgenden Krankheitsbildern:

— der Infantile zerebrale Parese (ICP),

— vaskulären und entzündliche Erkrankungen des Nervensystems,

— den Muskelerkrankungen insbesondere Muskelatrophie,

— dem Schädel-Hirn-Trauma,

— der Trisomie 21 und

— der Demenz.

Hierdurch richtet sie sich an Menschen mit angeborenen Einschränkungen und Menschen mit erworbenen Einschränkungen.

Ziele und Merkmale der Konduktiven Förderung nach Petö

Ziel der Konduktiven Förderung ist über "Orthofunktion" eine Teilhabe am Regel- und Bildungsalltag zu erlangen. Die Merkmale des Konzeptes lassen sich wie folgt grob umreißen:

— Training der Selbst-und Alltagskompetenz durch Selbsttätigkeit des Patienten. Hierbei werden individuelle Fertigkeiten und Fähigkeiten in den Behandlungsplan einbezogen.

— Kognitive Förderung durch Anregung der Kommunikation mit den nächsten Bezugspersonen und der Umwelt (nach Wygotski und Luria)

— Handlungsbegleitende Einbindung der Sprache, die auch für die Verhaltenssteuerung entscheidend ist

— Gruppenarbeit für soziales Lernen, durch Imitationslernen, Erlernen von Impuls und-Regelverhaltens sowie Steigerung der Motivation und Integrität durch Gruppenerleben.

— Empowerment durch begleitende pädagogisch / psychologische Prozesse. Einsatz von einfachen und funktionsorientierten Hilfsmitteln, nach András Petö

Konduktive Förderung ist eine „Komplexbehandlung", die begleitend zur medizinischen Behandlung erfolgt und heilpädagogische als auch funktionell therapeutische orientierte Aspekte umfasst.

Angebotsstruktur

In Deutschland gibt es 60 Institute, Kliniken, Schulen und Verbände, die mit dieser Methode arbeiten. Sie halten Angebote für Kinder und Erwachsene bereit. Aktuell arbeiten etwa 100 Konduktoren in Deutschland, die in Ungarn und England ausgebildet wurden. Des Weiteren 70 pädagogisch-therapeutische Konduktoren. Einige Konduktoren arbeiten in homogenen Arbeitsgruppen, andere in multi-und interdisziplinären Teams. Manche als Selbständige.[14]

Bedeutung der Konduktiven Förderung als CAM

Komplementärmedizinische Therapieverfahren werden von etwa zwei Dritteln der deutschen Bevölkerung bevorzugt, um durch individualisierte Handlungsschemata, die Versorgungsqualität des Patienten zu verbessern. Mittel der integrativen Medizin sind der Einbezug von additiven Behandlungspfaden mit Hilfe der Naturheilkunde. Insbesondere chronische Erkrankungen und Schmerz erfordern auf Grund ihres alternierenden Verlaufes ein breites Behandlungsspektrum. Chronische und- Schmerzerkrankungen unterscheiden sich hinsichtlich der zeitlichen Dimension, des Verlaufes und der Folgen, wie Co und-Multimorbiditäten. Das Problem für den Patienten besteht in der Interaktion der Begleiterkrankung und Haupterkrankung, besonders zwischen physischen und psychischen. Ursächlich ist der Patient in das Spannungsfeld sogenannter endogenen und exogenen Faktoren gesetzt, innerhalb dessen er eigenen und fremden Erwartungshaltungen begegnet. Der integrative Ansatz der Konduktiven Förderung, möchte den Patient in diesen unterschiedlichen Daseinsebenen erreichen. Durch die Zunahme chronischer Erkrankungen hat sich der pathogenetische Ansatz von Gesundheit als „Abwesenheit von Krankheit" gewandelt. Durch den lebensbegleitenden Charakter einer chronischen Erkrankung, geht es heute vielmehr im Gesundheitsbegriff um den Erhalt des „social well-beeing". Beim chronisch kranken Patienten werden somit neben physischen Einschränkungen, sozio-emotionale Faktoren unter den Begriff der Gesundheit subsummiert. Seine Einstellung und Haltung zur Lebensqualität hängt nicht von der physischen Möglichkeit der Gesundung ab sondern dem psychosozialen Setting damit umgehen zu können. Der Bedarf an ganzheitlichen Ansätzen nimmt entsprechend zu.[15] Aus diesem Grund gewinnt eine Wertorientierung im Sinne einer umfassenden und qualitativ hochwertigen

---

[14] Konduktorenverband, Bundesverband der Konduktoren e.V.10.09.2012, www.konduktorenverband.de/upload_files/eca_assoc.

[15] Sog. Sechster Kondratieff-Zyklus, vgl. Nefiodow 2006.

Dienstleistung im Bereich der komplementären Patientenversorgung an Bedeutung. Integrative Medizin definiert sich durch die Gesamtheit der individuell am Krankheitsbild organisierten medizinisch/therapeutischen Maßnahmen zur Steigerung der physisch und psychisch gesundheitsförderlichen Verhaltensweisen des Patienten. Die Begleitung des Patienten auf seinem Weg der individuellen Bewältigungsstrategie ist hier von entscheidender Rolle.

Bedeutung von Stressoren

Menschen mit erworbenen oder angeborenen Behinderungen unterliegen besonderen Bedingungen, ihre Absichten zur persönlichen Gesundheit in tatsächliches Verhalten umsetzen zu können. Die Vielzahl potentieller Einflussgrößen auf ihren Intentions-Verhaltenszusammenhang, bringt besondere Vulnerabilität mit sich. In der Konduktiven Förderung übernimmt hierbei der Konduktor die Rolle des Katalysators. Er verstärkt den Patienten in seiner Selbstwirksamkeitserwartung positiv. Das lineare Modell der Selbstwirksamkeitserwartung begegnet dem Schwerpunkt der Konduktiven Förderung zur Persönlichkeitsentwicklung. Eine Person wird ihr Verhalten nur ändern, wenn sie situativ davon ausgeht in der Lage zu sein, ihr Verhalten auch tatsächlich ändern zu können. Die empirische Forschung konnte wiederholt die hohe Prognosekraft der Selbstwirksamkeit bestätigen.[16] Das Modell der Selbstwirksamkeitswahrnehmung offeriert jedoch zugleich einen Eindruck der Einbindung des Patienten in die Dialektik von Selbst und Fremdwahrnehmung. Verbunden hiermit sind Erwartungshaltungen die innerhalb eines psychosozialen Kontextes entstehen. Wunsch der sozialen Eingliederung des Betroffenen und Umweltfaktoren setzen den Patienten in ein Spannungsfeld. Die Ereignisdichte der Erwartungshaltungen zur eigenen Gesundheit und Krankheit bedingen Stress. Bedingungen, die das normale Funktionieren eines Systems gefährden, bezeichnet man als Stressoren. »Stressor« ist die Umschreibung für eine seelische und körperliche Belastung, die Stress und in der Folge spezifische kompensatorische Anpassungsmechanismen des Körpers auslösen kann. Zu den Stressoren zählen Unfälle, Katastrophen, der Tod eines Angehörigen, Krankheiten, physikalische Einflüsse wie Lärm, Hitze, Kälte, Zigarettenrauch, soziale Faktoren wie Über- und Unterforderung, Prüfungen, Konkurrenz, Isolation, Trennung, Scheidung, aber auch körperliche Symptome wie Schmerz, Hunger oder Behinderung.

---

[16] Bandura A. Health Promotion by Social Cognitive Means, in: Health Education and Behaviour. 2004;31(2):143-164.

Stressoren bergen für den Menschen ein hohes inneres Konfliktpotential. Sie fordern und überfordern die Kapazitäten der Selbstregulierung des Menschen. In Folge wird die Stress-Hormon-Achse (HPA) aktiviert. Sie reicht vom Hypothalamus, einem Abschnitt des Zwischenhirns, über die Hirnanhangdrüse bis zu den Nebennieren. Im Nebennierenmark werden unter Kontrolle des Hypothalamus die Hormone Adrenalin und Noradrenalin freigesetzt, welche im Blutspiegel um das 50fache ansteigen können.[17] Eine Dimension der Stressreaktion ist die drohende Kontrollbedrohung-bzw.-Kontrollverlust des Patienten. Dies kann zu Dysregulation der Motorik und des Sprechapparates durch Zunahme von Spastik, kognitiven Schwierigkeiten durch erschwerte Selbstwahrnehmung, Dissoziation gegenüber der Umwelt mit sämtlichen psychologischen Begleiterscheinungen führen. Stressreaktionen interagieren somit auf der emotional/kognitiven, biologischen und motorischen Daseinsebene des Patienten.[18] Die Reduktion der Stressoren ist demnach fördernd für den Erfolg der Behandlung des Menschen, da hierdurch Ressourcen freigesetzt werden können.

Stressabbau ist demnach bei Menschen mit chronischen Erkrankungen ein therapeutischer Ansatz des Ressourcenmanagements. Ressourcenorientiertes Arbeiten dient der Kompetenzförderung des Betroffenen. Um diese Potentiale erreichbar zu machen, bedient sich die Konduktive Förderung des Einsatzes des ätherischen Öles der Salbei Pflanze. Die Aromatherapeutische Anwendung rhythmisiert und untergliedert Therapie und Alltag. Sie bereitet als Naturheilkundliche komplementäre Methode, den Boden für medizinisch/therapeutische Anwendungen. Ihr interdisziplinärer Einsatz wirkt auf das Gelingen der sozialen sowie medizinisch/therapeutischen Arbeit im ganzheitlichen Setting der Konduktiven Förderung.

---

[17] Mayer K.C. Frühe Erfahrungen prägen Stresstoleranz. Pharmazeutische Zeitung online. 2007;25. www.pharmazeutische-zeitung.de/index.php?id=3237
[18] Vgl: Heinrichs, N. et al (2008) Prävention bei Paaren und Familie, Hogrefe.

Aromatherapie als CAM der Konduktiven Förderung zur Prävention und Behandlung chronischer Stressbelastung

Stress und Lebensqualität sind im Zusammenhang mit dem Erfolg einer Therapie relevante Faktoren. Komplementäre und alternative Behandlungsmethoden (CAM) werden von Patienten in der Behandlung akuter und chronischer Erkrankungen zunehmend nachgefragt. CAMs werden meist genutzt um das Allgemeinbefinden positiv zu unterstützen. Menschen, die CAM nicht nutzen, haben eine höhere Belastung und weniger Lebensqualität, als Menschen die CAM nutzen.[19] Dies deutet darauf hin, dass CAM hilfreich von Patienten im Behandlungssetting hinsichtlich der Verbesserung des Allgemeinbefindens gesehen wird.

Patienten mit chronischen Erkrankungen, leiden häufig unter Schmerz. Chronischer Schmerz (Schmerzdauer über drei Monaten), hat einen Einfluss auf die biologische, seelische und soziale Komponente des Menschen. Er kann die soziale Teilhabe einschränken[20] die Lebensqualität mindern, Bildung oder Beruf beschränken und zu psychischen Komorbiditäten wie Depression, Angst und Erschöpfung führen. Chronischer Schmerz setzt den Patienten unter dauerhaften Stress.[21] Beispielhaft beginnt M. Parkinson mit unspezifischen Symptomen wie Müdigkeit, Kraftlosigkeit, Leistungsabfall, Verstopfung, depressiven Verstimmungen, eingeschränktem Geruchssinn, Schlafstörungen oder schmerzhaften Muskelverspannungen, die meist einseitig an den oberen Extremitäten auftreten. Auch Schmerzen im Nacken-Schultergürtelbereich, vor allem morgens, sind auffällig. Multiple Sklerose geht häufig mit Schmerzen einher. Bei 20% der Patienten treten die Schmerzen schon beim ersten Schub auf. Oft sind mehrere Arten von Schmerz vorhanden. Zentraler Schmerz nach Insult – „thalamischer Schmerz", kann nach einem Schlaganfall oder nach einer Hirnblutung (Schädel-Hirntrauma) auftreten. Spastiken bringen starke motoneuronale Schmerzen mit sich. Schmerzsymptomatik ist demnach Teil der Geschichte einer chronischen Erkrankung. Sie wirkt im Zusammenspiel mit dem durch Schmerzen (endogen) verursachten Stress und dem durch nicht erfüllbare Erwartungshaltungen der Umwelt (exogen) bedingtem Stress. Dies führt zu einer gegenseitigen Verstärkung des Schmerz-Stress-Bildes. Für Betroffene entwickelt sich eine unüberschaubare Spirale sich aufschaukelnder Ereignisse. Dies kann kurz-und mittelfristig zu einer

---

[19] MacLennan A., et al. The continuing use of complementary and alternative medicine in South Australia: costs and belief in 2004. Med J Aust. 2006;184(1):27-31.

[20] Meine H. (2009): Teilhabe an alltäglichen und Freizietaktivitäten bei Kindern mit Cerebralparese im Vergleich mit gesunden Kindern. Lübeck.

[21] Sendera M., Sendera A. (2015): Chronischer Schmerz, Springer (6ff.)

verzerrten Selbstwahrnehmung mit psychischen Beschwerden führen. Diese psycho-biologische-soziales Dynamik des Schmerzes wirkt sich auf Teilhabe am Lebens-und Bildungsalltag aus. Die Aromatherapie als komplementäre Maßnahme im therapeutischen Setting wirkt auf physischer, emotionaler und somatischer Ebene. Sie wird eingesetzt bei mangelnder Lebensqualität, erfolgloser Monotherapie und bei ausgeschöpftem kausalem Ansatz der chronischen Schmerztherapie. Indikationsstellung sind Schmerzen durch Alter, Degenerationen, Traumata und neuro-degenerative Erkrankungen. Voraussetzung der Aromatherapie als CAM sind ein gemeinsames Krankheitsverständnis der Therapeuten, sowie strukturierte Programme. Aromatherapie gehört zu den Phytotherapien und darf nur von Ärzten oder Heilpädagogen angewandt werden. Ihre Erfolge liegen laut einer Studie des Brüderkrankenhauses Trier auf somatischer und emotionaler Ebene. 56 % der behandelten Schmerzpatienten befanden eine Schmerzreduktion durch Aromatherapie als gut.

Aromatherapie mit Salbei

Aromatherapie bringt nach Jane Buckle "Die Pflege zurück in die Gesundheitsversorgung". Sie gehört als CAM zur regulativen Medizin, da zwischen Präparat und Wirkung ein klarer Zusammenhang besteht. Anhand von EEGs (Elektroenzephalographie) lassen sich vermehrte Aktivitäten in Hirnarealen darstellen, welche auf das Geruchserlebnis des Aromas zurückzuführen sind. Des Weiteren ermöglichen physikochemische Eigenschaften einen Einfluss auf den Körper des Menschen.

Demnach ermöglicht die Aromatherapie eine psychologische Einflussnahme, über den Geruchssinn und eine körperliche, durch pharmakologische Wirkung ihrer Inhaltsstoffe. Außerdem hat sie eine subjektive also vom Patienten ausgehende Wirkung. So ist die Erwartungshaltung des Menschen von Bedeutung, genauso wie die kontextuelle Einordnung der Gerüche entsprechend der Erfahrungen, die der Anwender mit ihnen verbindet. Die Ausprägung der Aromen ist an den Herkunftsort der Pflanze gebunden und wird durch Lichteinstrahlung, Wärme, Feuchte, Wind und Bodenbeschaffenheit beeinflusst. Salbei gehört zu der Familie der Lippenblütler. Lippenblütler sind die in der Aromatherapie am stärksten vertretene Pflanzengruppe. Sie sind als nachwachsender Rohstoff dauerhafter und verlässlicher Öelieferant. Im Allgemeinen wirkt Salbei kräftigend und stimulierend und ist gut verträglich. Ausnahme in der Anwendung ist eine Schwangerschaft. Salbei wird als ganze Pflanze verarbeitet. Er speichert seine Duftstoffe in Drüsen an der Oberfläche. Aus diesem Grund setzt Salbei bei bloßer Berührung oder Vorüberstreifen seinen intensiven Duft frei. Salbei gehört zur Gruppe der Drogen- und Arzneimittelpflanzen und wird für medizinische Zwecke verwendet. So finden 60% der Salbeiproduktion Eintritt in den pharmazeutischen Markt, 35% werden als Lebensmittel verwendet und nur 5% für Kosmetik. 4,6 % der Pflanzen werden aus Ungarn nach Deutschland importiert. Ungarn hat eine lange Tradition im Arzneipflanzenanbau und hält auf 40.000ha ungefähr 70 verschiedene Sorten vor. Da der Marktanteil der Phytotherapie wächst, wird hauptsächlich standardisierte Rohware exportiert.[22] Der Chemotyp des Salbeis, d.h. die Ausgewogenheit seiner Inhaltsstoffe, variiert mit seiner Herkunft. Salbei erhielt seinen Namen von dem Pflanzenforscher Carl von Lineé auf Grund seiner Heilkraft (salvare lat. heilen). Die Aromatherapie verwendet Salvia officinalis, Salvia sclarea und Salvia lavandufolia. Salvia officinalis und salvia sclarea enthalten Diterpenalkohol. Er wirkt hormonartig auf das Immunsystem des Menschen. Außerdem stärkt er das Zusammenspiel von Hormonen und Nervensystem des Körpers und beeinflusst Emotion, Kognition und Verhalten.[23] Des Weiteren wirkt er regulierend auf Lymphbahnen und Venen. Die in Salvia officinalis enthaltenen Stoffe Thujon, Kampfer, Lamiaceen, Flavonoide, Urolsäure, Carnesol und Gerbstoffe, haben durch ihre Kombination eine desinfizierende, krampflösende und schmerzstillende Eigenschaft.[24] Das hautpflegende Germacren D ist in Salvia Sclarea zu finden. Es dämpft auf Grund seiner Interaktion mit den Zellmembranen die Schmerzweiterleitung und regt die Ausschüttung der Botenstoffe, die das zentrale und periphere Nervensystem versorgen an. Sclareol und Linalool regen außerdem die Endorphinproduktion an, was sich antidepressiv und aufhellend auf die Stimmungslage des Menschen auswirkt. Zudem hält es eine beruhigende und ausgleichende Wirkung für Menschen mit nervösen Unruhezuständen bereit. Es wirkt entsprechend ausgleichend auf Stress. Die Vitamine A und E revitalisieren die Haut, Linalylacetat begegnet Hautentzündungen und Ekzemen. Der Inhaltsstoff Terpen ist antibakteriell. Das ätherische Öl von Salvia lavandufolia, hemmt die Ausschüttung der Acetylcholinesterase im Gehirn. Dies wirkt sich auf das zentrale Nervensystem aus, welches wegen seines hohen Fettanteils auf ätherische Öle besonders gut respondiert. Eine entkrampfende Wirkung der quergestreiften Muskulatur tritt ein, wodurch Fehlhaltungen und periphere Lähmungen gelöst und

---

[22] Németh E., Bernáthy J. Anbau und Markt von Arznei- und Gewürzpflanzen in Ungarn; Zeitschrift für Arznei- und Gewürzpflanzen. 2001;3:103-108

[23] Seol G.H., Shim H.S., Kim P.J., et al Antidepressant like effect of Salvia Sclarea is explained by modulation of dopamine activities in rats; Ethnopharmacol. 2010;130(1):187-90.

[24] Blaschek W. Hrsg (2008) Hagers Enzyklopädie der Arzeneistoffe und Drogen. Springer Medizinverlag, Heidelberg.

korrigierbar werden.[25] Seine spasmolytische Wirkung baut chronische Schmerz-
zustände ab und führt zu körperlicher und seelischer Entspannung. Die Aromatherapie mit Salbei kann durch die Nase (Duftlampe, Inhalation), die Haut (Massage, Bad, Kompresse) oder den Mund (Tee, Nahrung, Tropfen, Bonbons, Kap-
seln) durchgeführt werden. Da Salbei stark ölhaltig ist und damit sehr gut haut-
gängig, sind Bäder und Massagen besonders empfehlenswert. Die Moleküle des
Öls sind nach wenigen Minuten im Blut und in der Atemluft des Patienten nach-
weisbar.[26]

Die Wirkung des Salbeibades in der Konduktiven Förderung

Anwendungen der Aromatherapie in Verbindung mit Wasser, fallen in den Bereich der Hydrotherapie. Diese gesundheitsfördernde Behandlung mit Wasser,
war schon im alten Griechenland bekannt. Sebastian Kneipp hat die Hydrotherapie zu den fünf Säulen der Gesundheit gezählt. Pfarrer Kneipp sprach bereits in
den Naturheilverfahren von einem sich ergänzenden Kanon der Gesundheitsmaß-
nahmen bestehend aus Hydrotherapie, Phytotherapie, Bewegungstherapie, Ernäh-
rung und Ordnungstherapie der Psyche. Zu erkennen sind hierbei, wie in der Konduktiven Förderung, sich ergänzende Maßnahmen zum Erlangen des Gesund-
heitszieles. Im Vordergrund stehen auch hier die ganzheitliche Förderung von
Motorik, Psyche und Kognition.[27] In der Hydrotherapie wird Wasser in seinen
unterschiedlichen Aggregatzuständen und Temperaturen zu therapeutischen Zwe-
cken am Körper verwendet. Durch die unterschiedlichen Reizreaktionen die das
Wasser am menschlichen Körper hervorruft, wird es zum Heilmittel. Die Beigabe
von Aromen kann diese gesundheitsfördernde Wirkung verstärken. Der therapeutische Einsatz der Aromen kann über Beigabe von Ölen geschehen und durch das
Einbringen ganzer Kräuter, die in ein Tuch oder Nylon gelegt wurden. Unterschiedlichen Wassertemperaturen werden unterschiedliche Effekte zugesprochen.
In der Konduktiven Förderung wird ein wärmendes Salbeibad angewendet. Der
Salbei wird dem Wasser in einem Nylonnetz schwimmend beigelegt. Vorteil dieser Methode ist, dass die Salbeikräuter ohne Trägersubstanzen die Hautbarriere
durchdringen und dadurch der Wirkungsgrad höher ist. Der Wärmereiz des Wassers ergänzt sich sehr gut mit den Einflüssen, die der Salbei auf den Körper des

---

[25] Perry N.S., et.al. Salvia for dementia therapy : review of pharmacological activity and pilot tolerability clinical
trial. Oharmacol.Biochem. Behav. 2003;75(3):669-76.

[26] Buchbauer G. Über die biologische Wirkung von Duftstoffen und ätherischen Ölen; Wiener Medizinische Wochenschrift. 2004;154:538-548.

[27] Uehleke B., Hentschel P. (2014): Das große Kneipp Gesundheitsbuch, Trias.

chronisch erkrankten Patienten hat. Die Zeitdauer des warmen Bades ist zwischen 10 und 20 Minuten anzusetzen. Seine Temperatur sollte 36-37 Grad Celcius betragen. Der Wärmereiz des Wassers steigert die Herzfrequenz und die eigene Körpertemperatur. Er verbessert die Durchblutung und Stoffwechsel, sorgt so für eine bessere Versorgung chronischer Entzündungsgeschehen. Außerdem wirkt die Wärme psychisch entspannend und dämpfend, was ideal zum Abbau von stressbedingten Beschwerden ist. Der wasserbedingte Auftrieb des Körpers sorgt für eine Entlastung der gesamten Muskulatur. Im Zusammenspiel mit der stresslösenden, aufhellenden, krampflösenden, antiseptischen und schmerzstillenden Wirkung des Salbeis, ist das Salbeibad der ideale Wegbereiter in die Bewegungstherapie.

Die Wirkung der Aromamassage mit Salbeicreme in der Konduktiven Förderung

Die Aromamassage findet ihren Ursprung um 1870. Basierend auf der Kenntnis um die Wirksamkeit der Öle und ihre sehr gute Resorption über die Haut, entwickelten Physiotherapeutinnen diese Behandlungsform.

Massagen sind wahrscheinlich die älteste Therapieform der Menschheit zur Gesundheitspflege. Sie haben ihren Ursprung als soziale Form des zwischenmenschlichen Austausches durch Berührung. Da wohltuende Berührungen zu den ersten positiven Reizen gehören, die einen Menschen stimulieren sich mit der Umwelt in Zusammenhang zu setzen, sind sie eine dem menschlichen Wesen zugrunde liegende Form der Kommunikation.

Ethymnologisch findet das Wort „Massage" seinen Ursprung in der arabischen Sprache „massa" und bedeutet „Berührung". Die Heilsamkeit von Berührungen in ihrer physiologischen und psychologischen Wirkung gehört zum gemeinsamen, kulturellen Weltwissen der Menschheit. Massagetechniken haben sich durch Überlieferung in Jahrtausenden weiterentwickelt. Sie reichen von der ayuverdischen Heilkunst Indiens über Akkupressurtechniken Japans und Chinas, bis zur griechisch-römischen Massage welche unsere Tradition in Europa beeinflusst hat. In der europäischen Antike fand sich ein ausgeprägtes Kursystem, das seinen Ursprung in der Zeit der Gladiatoren nahm. Cura (lat. Pflege), beinhaltet Bäder in Verbindung mit Massagen. Dies zeigen viele archäologische Funde aus der Römerzeit. Ziel der „cura" war Gesundheitsprävention und Gesundheitspflege zum Erhalt der körperlichen Leistungskraft und des seelischen Wohlbefindens. Insofern beruhen Bäder und Massagen mit Anwendung von Heilkräutern und Ölen, als therapiebegleitende Maßnahme der Konduktiven Förderung, auf kulturimmanentem Erfahrungswissen. Die heilige Hildegard von Bingen (1098-1179) forschte und entwickelte die ganzheitliche Naturheilkunde weiter und gab Aromen einen festen Platz in der Gesundheitstherapie. Der Arzt und Apotheker Samuel Heinemann gibt erstmals durch sein Buch „Organon der Heilkräuter", der Homöopathie einen wissenschaftlichen Stellenwert. Sebastian Kneipp beeinflusste mit seiner Heillehre den Stellenwert der Aromamassage deutlich. Shirley Price entwickelte folgend in den 1970er Jahren aromatherapeutische Anwendungen weiter. Die Etablierung des Berufsbildes „Physiotherapeut", ermöglichte die endgültige Etablierung der Aromamassage als Complementäre Alternative Methode in der Medizin (CAM). Die Aromamassage verbindet die klassischen Wirkweisen der Massage, wie muskuläre und psychische Entspannung, Abbau von Stress, mit den Effekten der Aromatherapie. Das ätherische Öl des Salbeis ist hochkonzentriert und darf nicht pur auf die Haut aufgetragen werden. Daher bedient sich die Aromamassage fetter Trägersubstanzen. Die Wirkung der Massage hängt von der Raumtemperatur, der Lagerung des Patienten, Art der Trägersubstanzen und der Regelhaftigkeit der Anwendung ab. Diese Faktoren nehmen Einfluss auf die Passage der Öle durch die Haut. Die Haut reagiert auf den stimulierenden Massagereiz mit einer Erweiterung der Gefäße, was die Durchblutung fördert. Schweiß und-Talgdrüsentätigkeit wird angeregt, was zu einer reinigenden Wirkung führt. Das Lymphsystem wird drainiert und geht mit einer Entstauung der Lymphbahnen sowie der sie versorgenden Gefäße einher. Wärme fördert die Versorgung der Zellen im muskulären Bereich. Der Zellstoffwechsel wird angeregt und erhöht. Die Massage setzt den Muskeltonus herab, Elastizität und Kontraktionsfähigkeit werden gesteigert.

Die entkrampfende, schmerzstillende Wirkung des Salbeis unterstützt diese Prozesse und befördert sie.[28] Durch die Durchblutungsförderung und Gefäßerweiterung resorbiert der Organismus die Inhaltsstoffe des Öles besser. Spannungsminderung und Schmerzlinderung wirken sich so mit Hilfe des Salbeis auch wohltuend auf die Gelenke aus. Die Massage selbst wirkt sich auf die vermehrte Bildung von körpereigenen Abwehrstoffen aus. Die immunmodulatorische, antiseptische und antivirale Wirkung des Salbeis interagiert daher ideal mit den in Gang gesetzten Prozessen zur Infektabwehr. Die im Salbei enthaltenen Sesquiterpene wirken mit ihrem entspannenden und ausgleichenden Effekt im Einklang mit der

---

[28] Ou MC, Hsu TF, Lai AL, Lin YT, Lin CC. Pain relief assesment by aromatic essentialoil massage on outpatients with primary dimenorrhea: a randomized, double-blind clinical trial. J obstet Gynaecol Res. 2012;38(5):817-22.

psychischen Wirkung, die die Aromamassage bereithält. Stress wirkt auf die Immunparameter des Menschen. Er kann zu deren Herabsenkung und Begleiterscheinungen, wie Anfälligkeit gegenüber körperlichen aber auch seelischen Erkrankungen führen. Somit korrespondieren die Faktoren von chronischen Schmerz- und Stressbelastungen, mit der Immunstärke und der seelischen Verfassung des Menschen. Salbei wirkt in der Aromamassage auf diese Wechselwirkung von Nervensystem, Immunsystem und Hormonsystem. Sie greift durch ihre immunstärkenden Wirkstoffe ausgleichend in zentralnervöse Prozesse ein. Stress wird abgebaut, die Psyche findet zu Ausgeglichenheit und Wohlbefinden. Diese Erkenntnisse zeigen Forschungen zur Psychoneuroimmunologie, die den ganzheitlichen Ansatz äußerer und innerer Faktoren, bzw. Stressoren, auf das seelische und körperliche Wohlbefinden des Menschen erforscht.[29] Wichtig für das Erreichen der Effekte ist eine vertrauensvolle Beziehung des Patienten zum Therapeuten, sowie eine emphatische Haltung des Masseurs gegenüber dem situativen Kontext des zu behandelnden Menschen. Hierbei ist die transdisziplinäre Haltung der Konduktiven Förderung für die Aromatherapie mit Massage als CAM bedeutsam.

Bedeutung der Aromatherapie mit Salbei als integrativer Behandlungsansatz in der Konduktiven Förderung

Konduktive Förderung arbeitet mit der Sensibilisierung und dem Ausbau neuronaler Reflexbahnen zum Erlangen der Mobilität und damit Teilhabe des behinderten Menschen am Leben und- Bildungsalltag. Ähnlich wie die Konditionierung der Bewertung von Riechstoffen an visuelle oder emotionale Engramme, wird in den motorischen Übungen der Konduktiven Förderung das Reiz-Reaktionsverhalten trainiert. Insofern entspricht die Form des Verknüpften Lernens, den Wirkweisen der Aromatherapie. Somit ergänzt sich das therapeutische Muster zwischen Vorbereitung zur Therapie durch Aromatherapie, mit der pädagogisch-therapeutischen Maßnahme. Die Bedeutsamkeit der Aromatherapie für die Konduktive Förderung erschließt sich durch die Interaktion von motorischen Reflexen und Aromen auf die psycho-soziale Entwicklung.

---

[29] Friebe A, Brünahl C, Karimi K, Schäfer M, Juckel G, Sakic B, Arck P. Effects of complete vagotomy and blockage of cell adhesion molecules on interferon-α induced behavioral changes in mice. Behav Brain Res. 2013;240:1-10.

Die normale motorische Entwicklung beim Menschen bedingt den Einklang von Körper und Seele, führt zu sozialer Teilhabe und dem sogenannten „Social-Well-Being". „Das Atmungs-und Verdauungssystem und ein funktionierender Blutkreislauf gewährleisten ein gesundes Knochenwachstum mit normal ausgerichteter Struktur. Bewegungen und Aktivitäten sichern das Überleben, sie gewährleisten soziale Interaktion, Essen in Gesellschaft, Flucht vor Gefahr, Behausung und Versorgung der Nachkommen. Bewegungen finden nicht in einem leeren Raum statt. Wir bewegen uns, weil wir Intentionen und Ziele haben."[30] Um eine Handlungsaktion durchführen zu können, bedarf es eines Muskeltonus. Als Muskeltonus wird der Spannungszustand der Muskeln bezeichnet. Er entsteht durch das abwechselnde Zusammenziehen (Kontraktionen) verschiedener Muskeln. Ein Muskeltonus mit regelhafter Funktion bedingt regelhafte Reflexe. Ein Reflex ist eine unwillkürliche, stereotype Reaktion des Nervensystems auf einen Reiz. Durch die vitalen Funktionen der moto-neuronalen Bahnen werden aus Reflexen operationale Handlungen, die den Menschen Fertigkeiten erwerben lassen. Eine Störung dieser Funktionen bedingen Spastik, Athetose und oder Hypotonie. Die Auswirkungen dieser Dysfunktionen haben Folgen für den Menschen in Bezug auf Motorik, Sprache und Kognition. Dies bedeutet einen erschwerten Zugang zum Lebens- und Bildungsalltag sowie sozialer Teilhabe. So kann eine gestörte Handfunktion mit ponierten, flektierten Handgelenken zu dauerhaften Schmerzen und sozialer Isolation führen, da durch erschwertes Greifen die Spiel und-Arbeitstätigkeit des Menschen eingeschränkt werden. Dies kann zu psychischem und emotionalem Stress führen, da Erwartungshaltung und Erfüllungswunsch keine Entsprechung finden. Ein persistierender Moto-Reflex erschwert Teilhabe durch plötzlich auftretende sensorische oder vestibuläre Stimuli. Eine ängstliche Grundhaltung des Menschen erhöht hierbei die Gefahr der Reflexauslösung und damit die Fallgefahr. Eine Spastik bringt im Erscheinungsbild einen erhöhten Muskeltonus und Dehnungswiderstand mit sich. Dies kann beim behinderten Menschen zu Verlangsamungen des Bewegungsablaufes, gesteigerten Reflexen und/oder pathologischen Fremdreflexen führen. Das Bild der Spastik geht mit Schmerzen einher. Sie kann sich durch Einflüsse der Psyche, wie Angst, Freude, Ärger oder Depression verstärken. Eine Spastik geht nur mit einer Minderung der Intelligenz einher, wenn durch Sauerstoffmangel oder Infekte, Hirnschäden verursacht wurden. Demnach kann auch durch die Kluft geistiger Fähigkeiten und körperlicher Fertigkeiten hoher Leistungsdruck entstehen.

---

[30] Tatlow A.(2013) Konduktive Förderung für Kinder und Jugendliche mit Zerebralparese (S.17). Books on Demand, Norderstedt.

Muskelhypotonie und Athetose sind durch niedrige Muskelspannung, eine verzögerte Entwicklung und gestörte Koordination gekennzeichnet. Die Bewegungsabläufe und somit die Ausübung koordinierter Bewegungsmuster, sind bei Athetose und Hypotonie stark abhängig vom inneren Einklang des Betroffenen. Stabile Emotion und Psyche werden hier zu Gelingensfaktoren der therapeutischen Maßnahme. „ Wenn sie hochmotiviert sind, können sie großartiges leisten; aber wenn ihnen ihre Behinderung bewusst wird oder sie unsicher sind, spielen die ruckartigen Bewegungen verrückt. Soziale Akzeptanz oder Ablehnung beeinflussen ihr motorisches Verhalten und ihren Lebensstil sehr.[31]

Alle Erscheinungsbilder der Erkrankungen des zentralen Nervensystems zeigen eine starke Abhängigkeit von äußeren Faktoren, die Einfluss auf die psycho-emotionale Situation des betroffenen Menschen nehmen. Für eine erfolgreiche Behandlung sind entsprechend der Abbau von Stressoren und das Herstellen von Balance und Einklang des Betroffenen mit seiner Umwelt wichtig. Die Aromatherapie ist hier in zweifacher Hinsicht als interventionelle Maßnahme von Bedeutsamkeit. Die Integration von Aromen in das Handlungsschema ordnet Sinneseindrücke in den Regelkreis der Konduktiven Förderung. Die äußeren Reize der Aromen, führen zu inneren Reaktionen. Sie führen im therapeutischen Setting zu psychischen und motorischen Reaktionen welche positiv vorbereitend auf den Förderblock Einfluss nehmen. Dieser Vorgang ist für die sensomotorische Entwicklung und für alle Lernprozesse entscheidend. Der Integrationsprozess knüpft beim Betroffenen die Wahrnehmung des Duftes an ein Gefühl. Die Interpretation des Aromas ermöglicht dem Betroffenen darauffolgende körperliche und seelische Reaktionen zu lernen und in die anschließende Konduktive Förderung zu integrieren. Hieraus entsteht ein Regelkreis der Reiz-Reaktion zwischen Sensorik und Motorik, der sich auf Handlungsplan, Verhalten und Lernprozess günstig auswirken kann. Aus diesem Grund ist die gezielte Reizzufuhr in der Konduktiven Förderung mittels des Aromas Salbei als CAM sinnhaft.

Anwendungspraxis

Die Konduktive Förderung bedient sich vorbereitender Bäder mit Salbeiblättern und anschließenden Massagen der Muskulatur mit Salbei-Creme. Salbei hat auf Grund seiner Eigenschaften eine günstige Wirkung auf die Erscheinungsbilder der Spastik, Athetose und Hypotonie. Zunächst wirkt sich das Salbei- Bad mit

---

[31] Tatlow A. (2013) Konduktive Förderung für Kinder und Jugendliche mit Zerebralparese (S.32), Books on Demand, Norderstedt.

seiner krampflösenden, schmerzstillenden Wirkung auf die psychische und physische Verfassung des Betroffenen aus. Spastiken können gelockert werden, was entlastend wirkt. Seine euphorisierenden Inhaltsstoffe nehmen Einfluss auf die intrinsische Motivation des Menschen und bauen Stressoren der Umwelt und der eigenen Erwartungshaltung ab. Salbei hat mit seiner antidepressiven Wirkung angstlösende und beruhigende Elemente und wirkt damit auf die motivationale Haltung des Patienten gegenüber der Konduktiven Förderung. Da sich bei der Athetose Emotionen im Bewegungsablauf widerspiegeln, begünstigt eine innere Ausgeglichenheit die Koordination der Bewegungsabläufe in der Fördereinheit und damit das Lernen. Die unterstützende Funktion des Salbeis auf das Nervensystem, kann sich auf die funktionelle Verbesserung der geschwächten Muskulatur bei Hypotonie auswirken. Seine antiseptischen Inhaltsstoffe nehmen günstigen Einfluss auf den Heilungsverlauf des Dekubitus als Folge der Spastik. Die an das Bad anschließende Massage, verstärkt den Effekt des Bades und trägt zur Lebensqualität durch die lösende Wirkung von psychischen und motorischen Blockaden bei. Der Geruch des Salbeis bindet sich an die Bedeutsamkeit seiner Wirkung. Hierdurch bildet der behandelte Mensch ein Engramm im Gehirn aus, welches bei wiederholter Anwendung zu einer gegenseitigen Verstärkung positiver Lerninhalte führt. Zusammenfassend ist anzunehmen, dass durch die integrative Aromatherapie ein Regelkreis zwischen Sensorik und Motorik entsteht, der sich motivational auf den Handlungsplan des Behandelten auswirkt und damit auf seine konzeptionellen und kognitiven Lernvorgänge positiven Einfluss nimmt. Ziel der integrativen aromatherapeutischen Behandlung ist, durch gezielte Reizzufuhr und Integration von Sinneseindrücken, die Planung und Organisation von adaptivem Verhalten zu fördern.

Bedeutung der integrativen Behandlung durch Aromatherapie als CAM für das Patientencoaching

Aromatherapie wird in der Konduktiven Förderung seit über 30 Jahren angewandt. Die Zielsetzung des heilpädagogischen Ansatzes der Konduktiven Förderung ist die Persönlichkeitsentwicklung des Betroffenen. Um Mitbestimmung und Entscheidung in der Behandlung möglich zu machen, sind Vertrauensbindung zum Patienten und Stressabbau beim Patienten wichtig. Patientencoaching soll die aktive Mitgestaltung des Betroffenen an seiner Behandlung und deren Erfolg unterstützen. Mit Patientencoaching werden schwer erkrankte und behinderte Menschen dabei unterstützt, ihre eigenen Ressourcen zur Bewältigung der Krankheit zu erkennen und zu nutzen. Integrative Methoden begegnen dem Patientencoaching in der modernen, individualisierten Gesundheitspraxis, um Wege zum und mit dem Patienten zu finden. Das Wissen um die gegenseitige Bedingung von mentalen Prozessen und den Körper regulierenden Mechanismen verlangt eine integrative Annäherung in der Versorgung chronisch kranker Menschen.[32] Integrative Methoden dienen dazu, ungenutzte oder verborgene Potentiale des Gesundheitsverhaltens aufzuschließen. Aromatherapie und Konduktive Förderung ergänzen sich hier in ihrer Zieldefinition, da die Aktivierung der individuellen Kräfte der Selbsthilfe und des Selbstmanagements beiderseitigen Vorrang finden. Die Aromatherapie mit Salbei kann in der Konduktiven Förderung die Compliance des Patienten erhöhen und zu einer verbesserten Adhärenz in der Einhaltung des Therapieweges und der vereinbarten Gesundheitsziele führen.

Das Patientencoaching setzt auf die Aktivierung der individuellen Kräfte der Selbsthilfe und des Selbstmanagements.[33] Es gewinnt im Rahmen des steigenden Versorgungsbedarfes chronisch kranker und behinderter Menschen und damit verbundener Finanzierungsprobleme, zunehmend an Bedeutung. Patientencoaching entspringt dem Gebiet der Gesundheitskommunikation. Es geht davon aus, dass Adhärenz und Compliance des Patienten durch komplexe und individualisierte Begleitprozesse erhöht werden können. Aus diesem Grund ist für das Gesundheitscoaching die sektorenübergreifende Versorgung des Patienten ein Qualitätsmerkmal. Die Integration der Aromatherapie in den Behandlungspfad der Konduktiven Förderung adressiert sich an Psyche und Physis des Betroffenen und ermöglicht durch den Abbau von Stressoren das Einverständnis zwischen Therapeut und Patient zu erhöhen. Hierdurch werden optimale Bedingungen geschaffen, ressourcenorientiert und patientenzentriert zu arbeiten. Aromatherapie als CAM in der Konduktiven Förderung unterstützt die Bildung einer Präferenzstruktur im Einklang zwischen inneren und äußeren Rahmenbedingungen. Sie schließt die Ressourcen des Patienten auf und ist als Bestandteil der personenzentrierten und multiprofessionellen Arbeit, Teil des Patientencoachings.

---

[32] González-Méndez TM. Psiconeuroinmunoendocrinología. emociones y Enfermedad. MedULA. 2009;18:155–164.

[33] Schmid E., et. al. (2008): Patientencoaching-Gesundheitscoaching-Case Management Methoden im Gesundheitsmanagement von morgen, S. 8 : Medizinisch Wissenschaftliche Verlagsgesellschaft. Berlin

Resümee

Aromatherapie als Complementäre Alternative Maßnahme in der Konduktiven Förderung schließt Ressourcen des Patienten auf. Durch die Wirkung einer CAM kann das Gesundheitscoaching des Patienten positiv unterstützt werden. Sie ergänzt mit ihrem ganzheitlichen Ansatz die Didaktik des Konduktiven Behandlungskonzeptes. Sie wirkt durch die progressive Entspannungsmethode pädagogisch auf die Fähigkeiten des Selbstmanagements der Patienten. Aromatherapie baut Stressoren der Umwelt ab und entspannt die Psyche des Menschen hin zu einer positiven Selbstwahrnehmung. Sie wirkt daher begleitend auf Haltung und Selbstkonzept des Menschen im Setting der Konduktiven Förderung. Die mobilisierende und schmerztherapeutische Wirkung des Salbeis unterstützt das Erlangen von Orthofunktion. Aromatherapie mit Salbei trägt daher zum Erfolg der integrativen Behandlung durch Empowerment bei. Hierdurch wird das Patientencoaching unterstützt, welches einen wichtigen Beitrag zum Gelingen der partizipativen Entscheidungsfindung des Patienten leistet. Die Mitbestimmung des Menschen an der Gestaltung seiner Therapie ist wichtig zum Einhalt des Behandlungsplanes und des Selbstmanagements. Aromatherapie in der Konduktiven Förderung kann somit einen Beitrag zum Therapieerfolg und zur Verbesserung der Lebensqualität betroffener Menschen leisten.

Sie unterstützt die Fähigkeit zur Selbsthilfe und damit die Befähigung zur aktiven Teilhabe am Alltag. Damit entspricht das Konzept der Konduktiven Förderung einer holistischen/integrativen Annäherung durch CAMs in der integrativen Versorgung psychisches, physisches und soziales Wohlbefinden auszulösen. Emotionale, physiosoziale und kognitive Ressourcen werden durch die Aromatherapie erreicht. Sie können Gedanken, Gefühle und Handlungen auslösen, die als sogenannte „Bewältigungsmuster" erschlossen werden.

Literatur

(1) Bundeszentrale für gesundheitliche Aufklärung (Hrsg.) Leitbegriffe der Gesundheitsförderung und Prävention. Neuausgabe. Verlag für Gesundheitsförderung, Werbach-Gamburg, 2011.

(2) Consortium of Academic Health Centers for Integrative Medicine 2004, www.imconsortium.org, übersetzt von E. G. Hahn.

(3) Dörner G., Hüllemann K.D., Tembrock G., Wessel K.F., Zänker K.S. (Hrsg.) Menschenbilder in der Medizin, Medizin in den Menschenbildern. Berliner Studien zur Wissenschaftsphilosophie & Humanontogenetik, Band 16, Kleine Verlag, Bielefeld, 1999.

(4) Hári, M., et al. (1992), S.9ff: Das Petö-System. Prinzipien und Praxis der Konduktiven Erziehung. Budapest.

(5) Fink, A. (1998), S.31: Praxis der Konduktiven Förderung nach Petö. Ernst Reinhardt Verlag.

(6) Buber, M. (1965): Das Dialogische Prinzip. Heidelberg.

(7) Spitzner, M. (2008) S.46: Selbstbestimmen. Gehirnforschung und die Frage Was sollen wir tun? Spektrum Akademischer Verlag. Heidelberg.

(8) Huang L. ,Capdevila L. Aromatherapy Improves Work Performance Through Balancing the Autonomic Nervous System; J Altern Complement Med 2017;23(3):214-221.

(9) Statistisches Bundesamt. Neue Bevölkerungsvorausberechnung für Deutschland bis 2060. Pressemitteilung vom 28.04.2015 – 153/15.

(10) Harms F., Gänshirt D, Ahlert B. Informationsbedürfnis von Krebspatienten. MVF. 2009;4:32-36.

(11) Singh D. (2008) „Wie lassen sich Disease-Management-Programme unter Einbeziehung sämtlicher Versorgungsumgebungen und- Dienstleister beeinflussen?" Gesundheitssysteme und Politikanalyse. Kopenhagen.

(12) Statistisches Bundesamt. 7,6 Millionen schwerbehinderte Menschen leben in Deutschland. Pressemitteilung vom 24.10.2016 – 381/16.

(13) Yang H.J., Kim K.Y., et al: Effects of Salvia Sclarea on chronic immobilization stress induced endothetical dysfunction in rats; BMC Complement Altern Med. 2014;14:396.

(14) Konduktorenverband, Bundesverband der Konduktoren e.V. 10.09.2012, www.konduktorenverband.de/upload_files/eca_assoc.

(15) Sog. Sechster Kondratieff-Zyklus, vgl. Nefiodow 2006.

(16) Bandura A. Health Promotion by Social Cognitive Means, in: Health Education and Behaviour. 2004;31(2):143-164

(17) Mayer K.C. Frühe Erfahrungen prägen Stresstoleranz. Pharmazeutische Zeitung online 2007;25. www.pharmazeutische-zeitung.de/index.php?id=3237

(18) Vgl: Heinrichs N., et al (2008) Prävention bei Paaren und Familie, Hogrefe.

(19) MacLennan A., et al. The continuing use of complementary and alternative medicine in South Australia: costs and belief in 2004. Med J Aust. 2006;184(1):27-31

(20) Meine H. (2009): Teilhabe an alltäglichen und Freizeitaktivitäten bei Kindern mit Cerebralparese im Vergleich mit gesunden Kindern. Lübeck

(21) Sendera M., Sendera A. (2015): Chronischer Schmerz, Springer (6ff.)

(22) Németh E., Bernáthy J. Anbau und Markt von Arznei- und Gewürzpflanzen in Ungarn; Zeitschrift für Arznei- und Gewürzpflanzen. 2001;3:103-108

(23) Seol G.H., Shim H.S., Kim P.J., et al. Antidepressant like effect of Salvia Sclarea is explained by modulation of dopamine activities in rats. Ethnopharmacol. 2010;130(1): 187-90.

(24) Blaschek W. Hrsg (2008) Hagers Enzyklopädie der Arzneistoffe und Drogen. Springer Medizinverlag, Heidelberg.

(25) Perry N.S. et.al. Salvia for dementia therapy: review of pharmacological activity and pilot tolerability clinical trial. Oharmacol.Biochem. Behav; 2003;75(3):669-76.

(26) Buchbauer G. Über die biologische Wirkung von Duftstoffen und ätherischen Ölen; Wiener Medizinische Wochenschrift. 2004;154:538-548.

(27) Uehleke B., Hentschel P. (2014): Das große Kneipp Gesundheitsbuch, Trias.

(28) Ou MC, Hsu TF, Lai AL, Lin YT, Lin CC. Pain relief assesment by aromatic essentialoil massage on outpatients with primary dimenorrhea: a

randomized, double-blind clinical trial; J obstet Gynaecol Res. 2012;38(5):817-22.

(29) Friebe A, Brünahl C, Karimi K, Schäfer M, Juckel G, Sakic B, Arck P. Effects of complete vagotomy and blockage of cell adhesion molecules on interferon-α induced behavioral changes in mice. Behav Brain Res. 2013;240:1-10.

(30) Tatlow A. (2013): Konduktive Förderung für Kinder und Jugendliche mit Zerebralparese (S.17). Books on Demand, Norderstedt.

(31) Tatlow A. (2013): Konduktive Förderung für Kinder und Jugendliche mit Zerebralparese (S.32), Books on Demand, Norderstedt.

(32) González-Méndez TM. Psiconeuroinmunoendocrinología. emociones y Enfermedad. MedULA. 2009;18:155–164.

(33) Schmid E., et. al. (2008): Patientencoaching-Gesundheitscoaching-Case Management Methoden im Gesundheitsmanagement von morgen, S. 8. Medizinisch Wissenschaftliche Verlagsgesellschaft. Berlin

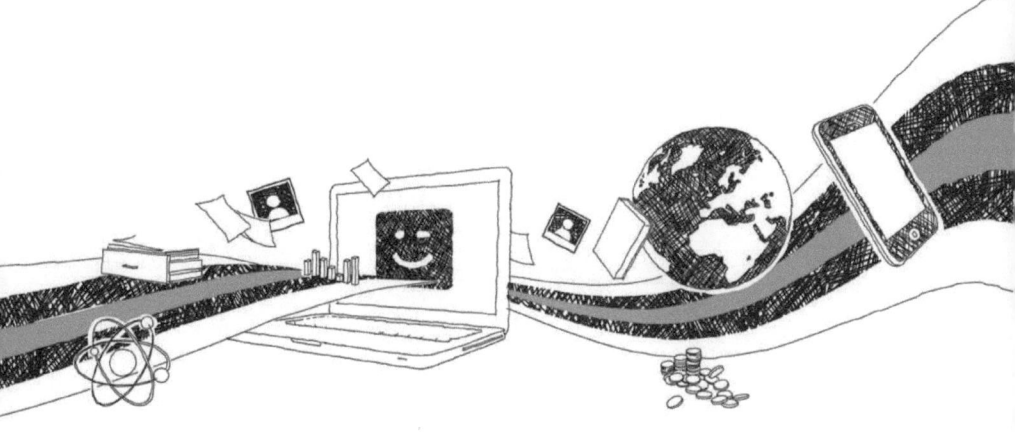
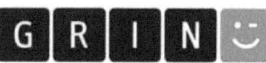